I0440651

A **Isa** por darme alas, gracias.

A cualquiera (compañeros de entrenamiento y carreras, foreros, conocidos, etc) que me haya regalado su compañía y conocimientos estos años, por ayudarme a sumar experiencias, gracias.

A los voluntarios de todas las carreras que he corrido (y las que me quedan por correr). Ellos son el alma de las carreras. Gracias.

A Pepi Cruz por dedicarme su tiempo. Gracias.

A @santacenero por la portada y la contraportada y a @homominimus por sus consejos para escirbir. Gracias

"Una mujer fue junto con su hijo a ver a Gandhi. Gandhi le preguntó que quería y la mujer le pidió que consiguiese que su hijo dejase de comer azúcar.

Gandhi le contestó: traiga usted otra vez a su hijo dentro de dos semanas.

Dos semanas más tarde la mujer volvió con su hijo. Gandhi se volvió y le dijo al niño: "deja de comer azúcar".

La mujer muy sorprendida le preguntó: ¿por qué tuve que esperar dos semanas para qué usted le dijese eso? ¿Acaso no podía habérselo dicho hace quince días?

Gandhi contestó: no, porque hace dos semanas yo comía azúcar.

Si queremos recomendar o sugerir algo, primero debemos aplicarlo a nuestra vida, probar en nosotros si somos capaces de hacerlo y así podremos sentir lo que nos produjo a nosotros mismos y ser ejemplo vivo y no solo de palabra."

Índice de contenido

Prólogo (por Josefa Cruz)

La preparación de un maratón siempre es dura y exigente, cuando yo preparaba maratones debía sacrificar muchas cosas para poder rendir al nivel que rendía. Hacer un maratón en 2h33 no es algo que se consiga con un trabajo, yo dedicaba mi vida al maratón y tengo que dar gracias a mi familia por lo que pude conseguir.

Este libro que tienes en tus manos, después de leerlo, despertó en mi emociones que creía olvidadas, mis primer pensamiento fue que nunca es tarde para empezar algo cuando se hace con ilusión y ganas. Cuando empecé a correr carreras populares no era una niña , ya tenía 26 años, casada y con un niño de 10 meses. Así, cuando corrí mi primer maratón, el de Jerez, mi primera frase al llegar fue "¡lo he conseguido!" No me importaba el tiempo que había tardado, lo más importante para mí fue, acabar los 42.195 metros.

Correr es algo natural ¿quién no ha corrido alguna vez para que no se le escape el autobús? Algunas personas dicen que correr es aburrido, quizás sea porque no han intentado hacerlo, porque poco a poco cada les saca mas gustito a eso de correr. Poco a poco se disfruta más y más.

Tiene su esfuerzo y sacrificio, mucho en el caso de un maratón, pero también una gran satisfacción.

El libro de Luis me parece un fantástico modo de acercar el maratón al corredor popular que quiere cumplir un sueño, que quiere ir más allá, que quiere sentir la gloria del maratón, pero que no puede, no quiere, o no puede ni quiere convertirse en un experto de la terminología y el entrenamiento. Es un acercamiento del maratón al corredor no profesionalizado (que es distinto de profesional), una forma de verlo que me ha llamado mucho la atención teniendo en cuenta lo que yo viví en torno al maratón en mi época.

Espero que lo disfrutes.

Josefa Cruz ha sido internacional con el equipo español de maratón y su mejor marca, lograda en Sevilla en 1994, es de 2h33'58''.

Sobre el escritor de este libro.

En mis propias palabras, y tal y como puedes leer en mi blog:

"Me llamo Luis y llevo unos 30 años haciendo deporte y aproximadamente los mismos aprendiendo de ello.
Todo empezó con judo, luego full contact, kick boxing, boxeo y, por fin, atletismo (la carrera a pie es una de las modalidades del atletismo).
Practicar esas especialidades me ha hecho experimentar en primera persona una amplia variedad de aspectos implicados en el deporte: musculación, prevención de lesiones y su recuperación, flexibilidad, motivación, superación de miedos (subirse a un ring asusta...), técnica de carrera, minimalismo, planes de preparación, fortalecimiento, nutrición, suplementación deportiva, preparación física, entrenamiento en suspensión... y es que tengo una manía, me gusta probar en mi mismo todo aquello que me resulta interesante y convincente. "
http://luisandes.blogspot.com.es/2014/03/un-paso-adelante.html

Añadiría que soy alguien que se ha equivocado muchas veces, que de cada fallo ha aprendido (y sigo, esto no acaba nunca), que de otros no ha aprendido nada y ha tenido que repetir el error varias veces para aprender y que, hoy, quiere compartir contigo algunas lecciones.

He estado en la salida de 10 maratones a fecha de hoy:
- 5 veces el maratón de Madrid ('08, '09, '10, '11, '13)
- Maratón de San Sebastián ('09)
- Maratón de Sevilla ('12)
- Maratón de Valencia ('13)
- Maratón de Frankfurt ('10)
- Maratón de Roma ('14)

Añado a esa lista la subida al pico Veleta 2011 y 2015, por tratarse también de una prueba de larga distancia en asfalto (casi 50km saliendo en Granada y terminando en la cima del Veleta a 3300m de altitud). Además, tratándose de pruebas de ultrafondo, he corrido una vez el Trail de Peñalara (63km aproximadamente y 5000m de desnivel acumulado).

De esas 13 pruebas de larga distancia, me he retirado en una (Frankfurt), he acabado con hipotermia y deshidratación otra (Roma), en otra tuve que andar desde el km 30 por calambres intestinales (Un MAPOMA) y en otra tuve que parar en el km 40 a beberme la mitad del avituallamiento (San Sebastián).

Si buscas que alguien te cuente la teoría sobre cómo preparar tu primer maratón no sigas, este no es tu libro. Si buscas que alquien que se sabe la teoría y ha intentado saltársela para ver que pasa, te cuente lo que aprendió, sigue adelante.

Un consejo que aplico en mi caso desde hace años: no te creas lo que te digo al pie de la letra, prueba por ti mismo, acierta, falla y luego si quieres, escríbeme a luisandes@gmail.com para contármelo.

Pensando en tu primer maratón.

Dicen que la preparación de un maratón empieza cuando te lo planteas, y así es. Antes de ese momento todos pasamos por una serie de etapas mentales que yo clasifico así.

Fase 1: "Esos del maratón están todos locos"

Yo lo pensé durante mucho tiempo y tu, lo piensas, lo has pensado o lo pensarás.
En realidad yo lo sigo pensando: **los que corremos maratones estamos locos** pero ¡que locura más fascinante! ¿no?

Empiezas en esto de correr, y decides ir a tu primera carrera popular de corta distancia (comparada con un maratón, claro, no hay carreras cortas como salgas a tope) y te esfuerzas, peleas, sudas, sufres y piensas que eso de correr 42km es una estupidez *"¿pero cómo se pueden correr 42km? Esa gente es tonta, vamos no me jodas, pero muy tonta. Eso no es bueno para las rodillas ni para nada, seguro que están todos cascados".*

"Yo nunca correría un maratón", piensas.
La lista de motivos es variada:
- Peso demasiado (adelgaza)
- Mis rodillas no lo aguantarían (fortalece)
- A mi eso no me llama (de momento)
- No es para mi (ni para mi)
- ¡Que no, que paso! (y yo también pasaba)
- ¿42km? Tu estás muy tonto (esto... si)
- Me da miedo (esta es la excusa más valiente)
- Creo que no podría (si podrías)

Y hay más, muchas más, tantas como tu imaginación te permita pero, en resumen, eso de los 42km (y 195 metros) lo ves como un imposible, algo que alguna gente loca hace para sufrir mucho.

Fase 2: "Pues oye, eso del maratón tiene que estar chulo"

¡Vaya! Te empieza a llamar la atención eso del maratón, fíjate. Ya has corrido unas cuantas carreras de 10km y alguna media y, cachis, como que te apetece algo más. Parece que esas distancias ya no te motivan. No es que se te hagan cortas, ni que tengas el record del mundo en las dos, no, es que... no se yo... parece que...

Y es que cuando ves un anuncio de los 42195m, cuando lees una crónica en algún blog, cuando piensas en lo que sentirías corriendo esa carrera... ¿mariposas en el estómago?
Y es que el otro día un amigo que la ha corrido te contó lo que sintió en meta... ¿mariposas en el estómago?
Y es que estuviste viendo la maratón de tu ciudad en el km 21... ¿mariposas en el estómago?

Si, si, siguen estando igual de locos pero ¡que leche, **tu quieres ser uno de ellos**!

Fase 3: ¡Quiero correr un maratón!

Estás loco ¿ya te lo han dicho? Asúmelo.

¿Sabes lo que supone preparar y correr una carrera de 42195m a nivel físico y psicológico? Yo te lo voy a decir:

- Tendrás que sacar tiempo de donde no lo tengas para entrenamientos de 2h o más los fines de semana
- Pondrás a prueba tu voluntad para no fallar y cumplir con lo que toca cada día
- Te dolerán cosas, muchas o pocas pero te dolerán, fruto de la acumulación de km y del cansancio
- ¿Eres nervioso? Lo serás :)
- Te pelearás contra ti mismo, te dirás que quién te manda, que si merece la pena. Te enfadarás contigo, con el mundo y con la piedra esa que te encuentras en el km 25 de la tirada larga. ¡Insultarás a las hormigas que se te cruzan! De verdad, lo harás.
- Sufrirás. No lo dudes, vas a sufrir, no te engaño. Eso si, sarna con

gusto no pica.

¿A pesar de todo eso sigues queriendo correrlo? Estás loco, me reafirmo. Estás tan loco como los cientos de miles de personas que cada año corren un maratón en algún sitio del mundo.

Vamos a ello.

Preparando tu primer maratón.

No te voy a entretener con narrativa así que vamos al grano ¿qué necesitas para preparar tu maratón? ¿cómo tienes que entrenar? ¿y cuánto? ¿necesitas hacer series? ¿no? ¿tienes que tomar gel o champú?

Voy a intentar aclararte todas esas dudas y para ello, primero voy a darte una serie de claves y pautas del entrenamiento de maratón. Después podrás encontrar los planes.

Los planes los he estructurado según el número de días a la semana que puedas entrenar, con un mímino de 3 y un máximo de 5. Podrías entrenar más días, pero si es tu primer maratón, sinceramente creo que no lo necesitas aunque, por si te empeñas, al final te daré consejos para rellenar esos dos días adicionales de forma que no te pases y acabes lesionado.

Ahora si que si, al lío.

El entrenamiento cruzado

¿Has oido hablar del entrenamiento cruzado?
Correr en asfalto es un ejercicio altamente especializado y repetitivo, es decir, trabajan siempre los mismos músculos de una forma muy repetitiva. El origen principal de las lesiones del corredor son:
los desequilibrios (por debilidad de unos músculos frente a otros) y las sobrecargas.
El entrenamiento cruzado (practicar otros deportes) te ayudará a trabajar y fortalecer donde más lo necesitas sin añadir carga repetitiva a tus ya cansadas piernas y articulaciones.

Por ejemplo la bicicleta de montaña. Si un día a la semana lo dedicas a hacer una salida en bicicleta de montaña por circuito duro, estarás trabajando la potencia de ciertos músculos de las piernas involucrados en la carrera (cuádriceps, gemelos) pero no lo harás impactando cientos de veces en el suelo y, además, trabajarás otros músculos del tren superior y le darás un respiro a la cabeza también. Es decir, liberas a tus articulaciones del impacto y, además, trabajas también la zona lumbar, abdominal y tren superior.

Otro ejemplo, natación. En la piscina puedes trabajar capacidades y musculatura muy distinta a la carrera. Desde potencia en tren inferior o tren superior hasta (y esta es una de las grandes ventajas) la regeneración muscular (lo que se conoce como regenerativos). Piensa que un trabajo suave en la piscina, en horizontal y con baja gravedad, permite a la sangre circular por todo tu cuerpo transportando oxígeno y limpiando la musculatura de residuos acumulados durante los entrenamientos exigentes.

Yo he usado este método durante mis preparaciones de maratón, siempre al día siguiente de un entrenamiento largo ¡y funciona! Te lo aseguro.

¿Qué otros deportes puedo practicar como entrenamiento cruzado?

A los dos anteriores (piscina y bicicleta) añadiría fundamentalmente fortalecimiento muscular en cuaquiera de sus versiones (máquinas tradicionales o las más actuales como cross-fit o HIIT, que son mis preferidas por ser mucho más completas). En realidad, cualquier otro deporte te reportará beneficios psicológicos y físicos, excepto aquellos en que puedas lesionarte con facilidad (fútbol por ejemplo) y estropear la preparación de lo que en este momento es más importante, el maratón (tu maratón).

Algunas sesiones de entrenamiento cruzado y sus objetivos podrían ser:

Sesión regenerativa en bicicleta (carretera, montaña o estática)

Si te encuentras cansado o muy cargado pero no quieres "perder" un día, puedes hacer un entrenamiento de bicicleta en llano con una relación de cambio fácil y una cadencia alta, es decir, que te cueste poco dar pedales y que tengas que dar bastantes pedaladas por minuto (tampoco un molinillo, tienes que ir cómodo y ligero). De esta forma movilizas y oxigenas la musculatura pero no añades carga de trabajo, no añades fatiga.

Sesión regenerativa en piscina

Si tienes acceso a una piscina te recomiendo que lo pruebes, esta es para mi la mejor sesión de regenerativo posible cuando has acumulado mucho cansancio muscular.

Nada 25' o 30' muy suave, a croll o braza, con poco trabajo de piernas. Deberías poder sentir el agua "masajeando" tus gemelos y cuádriceps al dar la patada suave.

Si te aburre nadar, prueba a hacerlo en tramos de 10' con un descanso de 1'. Para no cargar el cuello intenta nadar cada largo respirando por un lado distinto si lo haces a croll o, si sabes, con respiración bilateral cada tres brazadas, es decir, respiras cada 3 brazadas cada vez por un lado.

A mi, este entrenamiento me dejaba las piernas nuevas el día después de un rodaje largo (+20km).

Sesión de fuerza de tren superior en piscina

Dirás que para qué quiere un corredor un tren superior (brazos, hombros, pectorales, espalda) fuerte. Necesitas fuerza ahí arriba para mantener una postura adecuada y evitar desequilibrios en la misma como fruto del cansancio. Todos los atletas profesionales trabajan el tren superior en gimnasio, todos.

Una sesión de fuerza en piscina podría ser la siguiente:
- 4 largos croll suave para calentar.
- Entre 20' y 30': 2 largos fuerte (con manoplas/palas en las manos mucho mejor) descansando 30sg.
- 4 largos croll suave para enfriar.

Si en lugar de croll prefieres braza, adelante, pero en ese caso hazlo sin usar las piernas.

Sesión de fuerza de tren inferior en piscina

El trabajo de fuerza del tren inferior es fundamental en un corredor para mejorar la eficacia de la zancada y evitar lesiones. En la piscina no vas a conseguir un trabajo específico de la musculatura implicada en la carrera, pero si puedes usarlo como complemento al trabajo de de fuerza específica.

Una sesión de tren inferior podría ser:
- 5' de calentamiento suave a croll o braza.
- Entre 20' y 30': Nadando de espaldas usando sólo las piernas (los brazos para estabilizar) hacer 1 largo suave + 1 largo muy fuerte (deberían quemar los cuadriceps).
- 5' enfriamiento

En la fase de espaldas sólo de pierna da una patada amplia, dobla las rodillas y empuja fuerte con los pies hacia arriba y hacia abajo (cuádriceps e isquiotibiales).

Sesión de potencia en bicicleta de montaña o carretera

El maratón es una prueba de fondo ¿para qué quiero entrenar la potencia? Un músculo potente es menos propenso a la fatiga y eso no te va a venir mal allá por el km 35.

¿Y cómo trabajo la potencía en bicicleta? Con cuestas. Largas, cortas, con poca pendiente o mucha. Cuestas, cuestas, cuestas.
Tienes dos opciones:
- Busca una cuesta (asfalto o tierra) de entre 300m y 1km. Sube fuerte, baja suave (muy suave) y repite entre 6 (si es de 1km) y 15 veces. Si la cuesta es corta pero de mucha pendiente, puedes hacer 2x8 fuerte descansando 10'' entre cada repetición y 1' entre series
- La otra opción, y mi preferida, es que busques una ruta que tenga cuantas más cuestas mejor. Clave: subo fuerte y bajo suave.

Sesión de cardio (mejora del ritmo de carrera) en bicicleta de montaña o carretera

Igual que se puede trabajar la potencia, puedes hacer un entrenamiento más orientado a mejorar los umbrales. Para ello, se trata de que busques un recorrido llano o sin demasiada pendiente, y lo hagas a ritmo fuerte con un desarrollo en la bicicleta que no te suponga mucho esfuerzo de pedalada: desarrollo "fácil" y ritmo fuerte. Con 1h es más que suficiente para conseguir algo efectivo y, por otro lado, no añadir carga a un entrenamiento que ya de por si es duro.

Sesión de fortalecimiento general

Si quieres saltarte todas las sesiones anteriores hazlo.
Si no te gusta la bici, flotas menos que una bola de acero, o simplemente no te apetece, vale, no lo hagas, pero no dejes de hacer una sesión semanal de fortalecimiento general (más adelante, en los planes específicos, la incluyo sin falta cada semana de la preparación).

Por fortalecimiento general entiendo el trabajo específico de los siguientes grupos musculares o músculos:

- Zona media (Abdominales y lumbares, involucrados en la técnica y la postura de carrera)
- Cuadriceps (músculatura de la parte delantera del muslo, entre la rodilla y la cadera)
- Gemelos (parte posterior de la tibia, entre el pie y la rodilla)
- Isquiotibiales (que son los músculos de la parte posterior del muslo, entre el culo y la parte posterior de la rodilla)
- Aductores (parte interior de las dos piernas e involucrados en la estabilización)

Te recomiendo hacer estas sesiones descalzo. Tu pies son una de tus herramientas más importantes a la hora de correr, y mantenerlos fuertes te ayudará a prevenir lesiones como la fascitis plantar, por ejemplo. Un pie que va siempre envuelto en una armadura y con un soporte permanente en el arco no se fortalece, ya hace el calzado ese trabajo, y cuando está demasiado debil puede ser demasiado tarde.
Si haces estos ejercicios descalzo ayudarás a tu pie a hacerse fuerte, es más, te recomiendo andar siempre descalzo por casa.
¿No puedes hacerlo descalzo? Calcetines con suela de goma, sandalias, zapatillas minimalistas o zapatillas con la suela lo más fina y blanda posible son otras opciones válidas. Si son anchas mucho mejor para permitir la movilidad de los dedos.
De ese modo estarás trabajando casi sin darte cuenta la propiocepción (la percepción del cuerpo de si mismo) que es una de las claves para evitar

esguinces y otras lesiones.

Al grano, aquí va mi propuesta de sesión semanal de fortalecimiento:

Plancha	30''
Sentadilla profunda	20 repeticiones
Elevaciones de talones	20 repeticiones
Elevaciones de cadera	10 repeticiones
Aductor con pelota (del tamaño de un balón de fútbol, pero blanda)	20 repeticiones
Desplantes	10 repeticiones cada pierna

Repite la tabla un mínimo de dos veces y un máximo de cinco, sin descanso entre repeticiones. La alternancia en el trabajo de los distintos músculos te sirve como descanso.

Antes, haz un calentamiento de unos 5' ya sea trotando, en bicicleta, elíptica o con comba. Si no puedes por falta de sitio, bastará con unos movimientos articulares (giros) de hombros, codos, muñecas, cadera, rodillas y tobillos.

Después de la sesión de fuerza no es tan necesario estirar como después de los entrenamientos exigentes, aunque una buena idea es hacerlo dedicando algo más de tiempo de lo normal. Podrás concentrarte en el estiramiento y en el músculo estirado y dejar que el mismo estiramiento te ayude a relajar la musculatura, más adelante en el libro escribo sobre esto.

¿La tabla te parece sencilla? Puedes complicarla cambiando la sentadilla profunda por sentadilla con salto (haz entre 5 y 10 repeticiones en lugar de 20 en ese caso) y añadir flexiones (entre 5 y 10 también).

En mi blog (http://luisandes.blogspot.com) puedes encontrar vídeos y descripciones de todos los ejercicios que te propongo. Si te surgen dudas no dudes en dejarme un comentario en el mismo blog.

A continuación te dejo unas fotos de los distintos ejercicios para que te sirva de guía.

Plancha (mantener la postura)

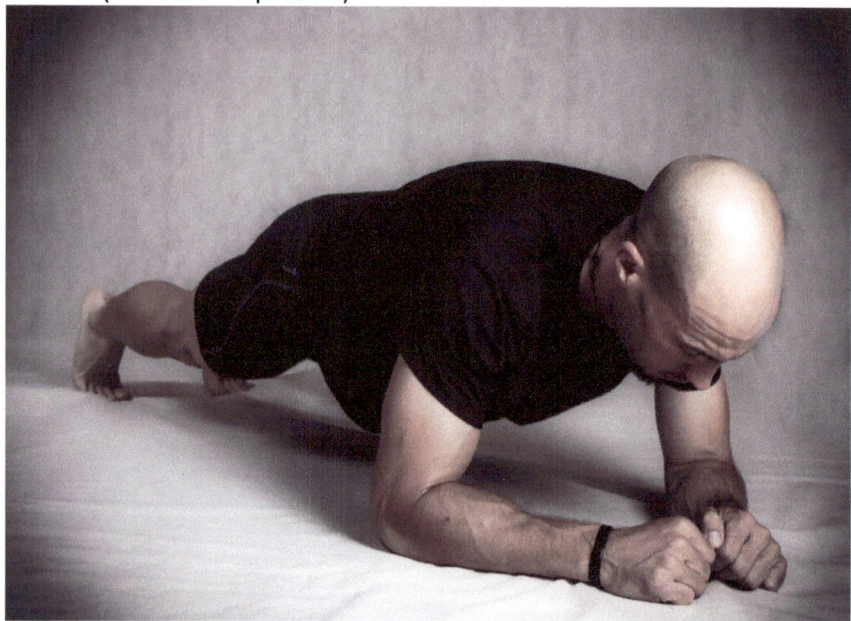

Elevaciones de cadera

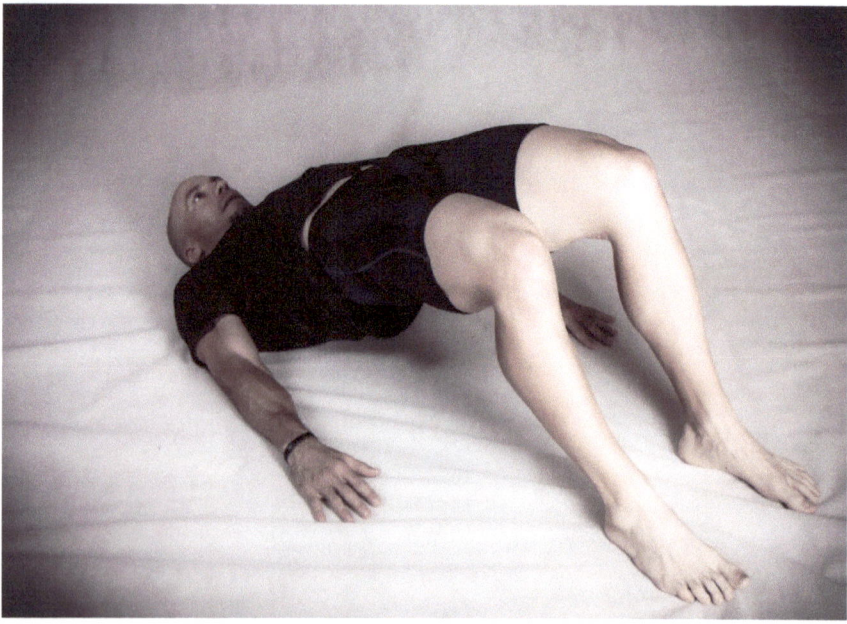

Sentadilla profunda (subir y bajar con los pies abiertos el ancho de los hombros y las puntas apuntando ligeramente hacia fuera)

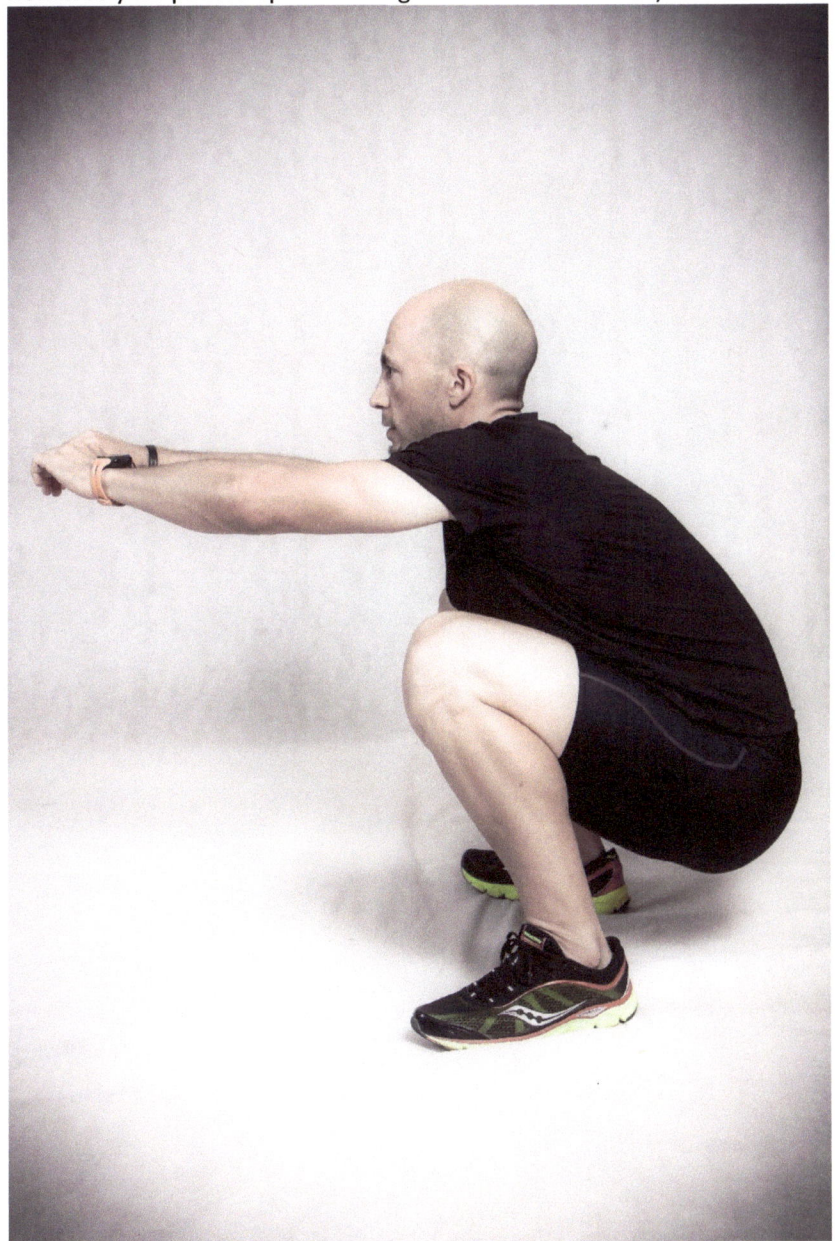

Elevaciones de talones

Aductor con pelota

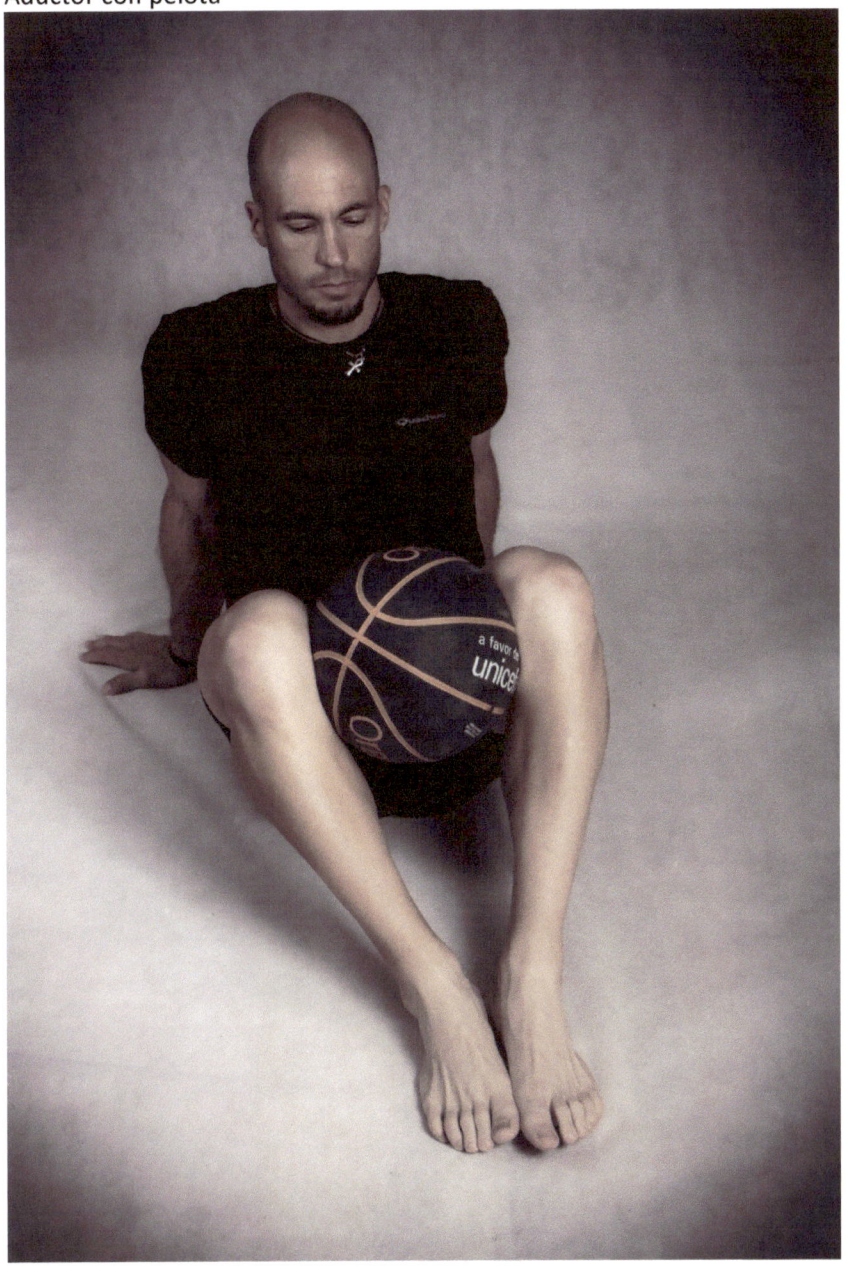

Desplantes

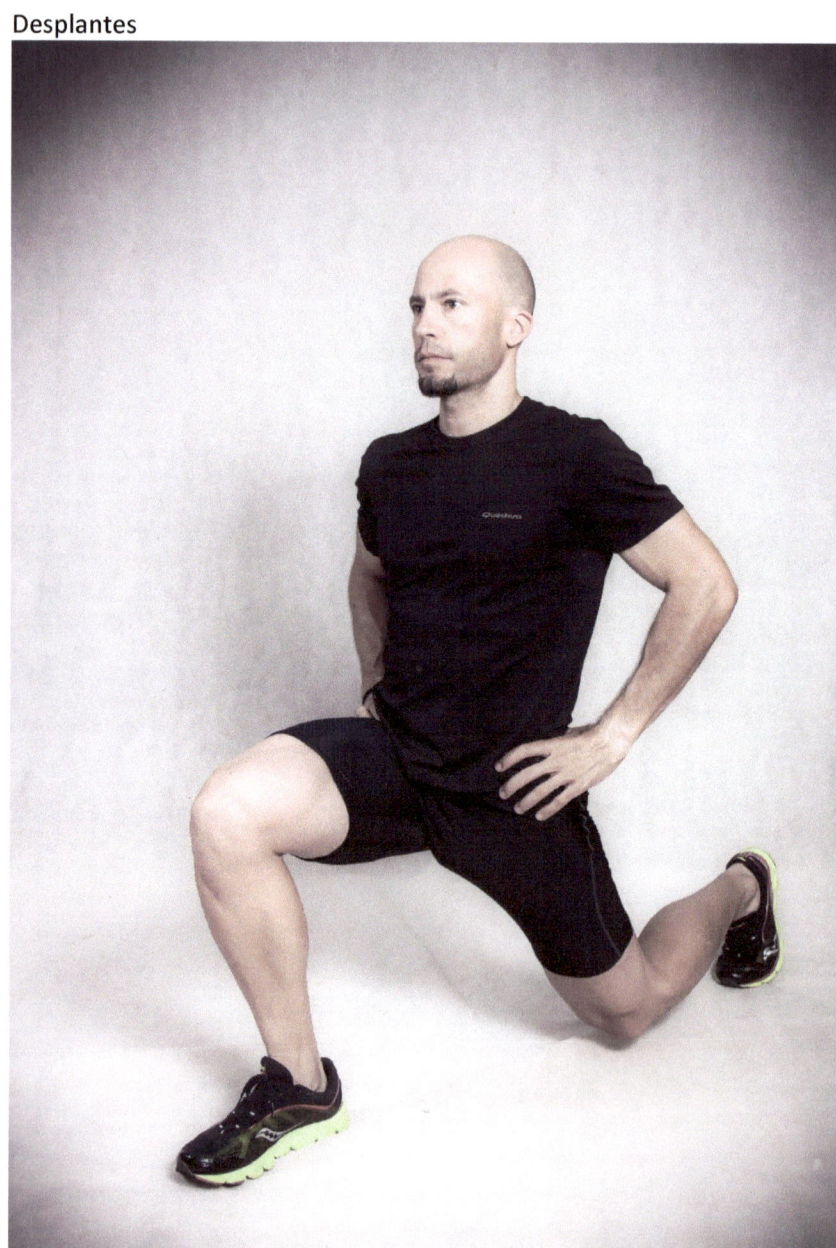

Esta sesión de fortalecimiento te propongo hacerla descalzo. ¿Descalzo? Si, descalzo o con unas zapatillas lo más finas que puedas si lo haces en la calle (aunque en un parque con cesped o arena se puede hacer perfectamente sin zapatillas). ¿Por qué? Por que te ayudará a fortalecer el pie y eso, a su vez, te ayudará a evitar lesiones tan molestas como la fascitis plantar o esguinces.

La cocina del maratoniano

¿Hablamos un poco de alimentación? Algo fundamental para cualquier deportista y uno de los campos en los que más mitos y más mensajes patrocinados por la industria alimentaria recibimos ¿con qué nos quedamos? ¿qué estrategia es la mejor? ¿comer pasta o no? ¿tomar geles o no? ¿dieta disociada?

Sinceramente, no puedo decirte cuál es la mejor alimentación para ti pues depende mucho de tus hábitos (si te digo que no tomes azúcar pero sueles tomar 3 cafés con azúcar, un refresco y un postre al día, las vas a pasar canutas hasta que te desintoxiques). Lo que si puedo hacer es darte algunas pautas que puedes tener en cuenta en tu día a día, la semana antes y durante la carrera.

"Cargar los depósitos"

Hay que comer hidratos para llenar los depósitos ¿no?

En primer lugar no comemos hidratos. Comemos pasta (yo nunca desde hace años, por cierto), arroz, pan o verduras, pero nadie pide un plato de hidratos con tomate o una hogaza de hidratos poco hecha. Los hidratos de carbono son uno de los tres macronutrientes, los otros dos son las grasas y las proteínas.

Los deportistas necesitan hidratos. Si y no, esto es más complicado... el cuerpo puede obtener energía de muchas fuentes, entre ellas las grasa, pero los hidratos son la energía más rápidamente disponible. Según eso, entenderás que en una prueba como el maratón tiene sentido consumir hidratos de carbono aunque no es lo mismo ingerir hidratos provenientes de un laboratorio que aquellos naturalmente presentes en, por ejemplo, la fruta.

Eso si, los almacenes de "gasolina" como decimos los corredores, tienen una capacidad de almacenamiento limitada. El glucógeno (la gasolina en que convierte el cuerpo los hidratos) se almacena en el músculo, en la sangre en circulación, y sobre todo, en el hígado. Una vez llenos esos depósitos ¿qué pasa con el exceso de "gasolina"? Pues que se acumula en forma de grasa, es fácil ¿no?.

Es decir, si te pasas de hidratos, cuando las reservas están llenas tu cuerpo lo acumula en forma de grasa. Hacer eso durante las semanas de entrenamiento, pues no es más que un poco de peso acumulado que eliminarás pronto probablemente (o no si consumes demasiados, son muchos los casos que conozco de corredores con grasa abdominal que no consiguen quitársela y no saben por qué) PERO, si en la semana de la carrera cuando ya entrenas poco, te hartas de pasta, arroz, pan y dulces ¡vas a ganar peso! Y vas a conseguir llegar a una carrera que llevas meses preparando con algún kilo de más. No es lo más deseable ¿no te parece?

Resumiendo: no te pases con los hidratos la semana de la carrera y durante el resto del tiempo consume aquellos alimentos más sanos como las verduras o la fruta en lugar de pasta, pan, dulces o arroz.

"Puedo tomar azúcar, con lo que entreno lo quemo todo"

Si, probablemente el entrenamiento de maratón hace que te puedas permitir algún que otro capricho, pero no te engañes. Pasarse de calorias y pasarse de alimentos dañinos no es lo mismo.

Yo me doy mis caprichos, no en forma de azúcar, que nunca me ha llamado la atención, pero si en forma de vino o cerveza. Me gusta el vino, lo reconozco, pero no por eso me engaño a mi mismo pensando que el alcohol es bueno... no lo es.

Algo similar pasa con el azúcar y, aunque las calorías vacías que te aporta no te vayan a suponer ganar peso debido al entrenamiento, piensa que:
  - Te estás obligando a quemar calorías que son sólo eso, calorías. Cero nutrientes, cero beneficios (al contrario).
  - Normalmente los dulces no llevan sólo azúcar. Grasas vegetales hidrogenadas (las famosas TRANS), potenciador del sabor y unos cuantos productos de laboratorio suelen acompañar a tus dulces en la lista de ingredientes. Ninguno de ellos tiene un sólo efecto beneficioso para ti, sólo proporcionan placer a tu cerebro, y por eso te apetecen (la industria alimentaria lo sabe).
  - El azúcar (como corredor esto te interesa) tiene un efecto negativo en tus tendones y, por tanto, puede favorecer la aparición de lesiones.

Pero es que me gusta el dulce ¿qué puedo hacer?

Hacer uso de endulzantes naturales como la miel, por ejemplo, o disfrutar del dulzor de un plátano maduro o una mandarina. Por desgracia, si tu dieta es alta en azúcares no podrás saborearlos al tener tu cerebro acostumbrado al dulzor mucho más intenso y artificial del azúcar. Palatabilidad se llama, no voy a extenderme en este libro pero te recomiendo buscar un poco en internet.

"¿Y del bebercio que? ¿la cerveza hidrata?"

Una cosa es que te tomes un par de cervezas después de una tirada larga, y otra que te creas esos mensajes que circulan por ahí diciendo que una cerveza es mejor que el agua. Cerveza si, pero primero agua y sales.

Sobre las bebidas deportivas.

Una bebida deportiva es aquella diseñada y fabricada (o hecha por ti) para consumirla antes, durante o después de la práctica deportiva y cuyas características e ingredientes ayudan, bien a mantener el esfuerzo, bien a recuperar lo antes posible.

Para ello, una bebida deportiva puede tener sales para reponer las que se pierden, ayudar a la hidratación y mantener un correcto funcionamiento del sistema muscular y nervioso. Puede contener también sustancias como cafeína, que ayuden a mejorar el rendimiento (un poco), o puede contener macronutrientes como hidratos o proteínas dependiendo de a qué estén destinadas.

Hasta aquí suena bien ¿no?

¿Ayudan? si, pueden ayudar.
¿Son necesarias? no, no siempre.
¿De qué hablas? hablo de aquarius, gatorade, powerade, isostar y otras bebidas que dan en eventos deportivos y que incluso recetan en la consulta del médico.

Esas bebidas te aportan agua y sales, si, pero también azúcar del que ya hemos hablado antes.

¿Qué opciones tengo? Muchas, no desesperes. Puedes optar por agua y sales (en cualquier farmacia o herbolario venden pastillas de sales), puedes optar por bebidas deportivas limpias (sin azúcares) como por ejemplo Vitargo (no me pagan nada, de momento) que es un hidrato de asimilación muy rápida y además contiene electrolitos.

Si quieres más información sobre azúcar, hidratos o bebidas deportivas, puedes buscar en mi blog o preguntarme por correo, no es el objeto de este libro extenderme sobre esto.

¡Hasta las narices de correr! Las tiradas largas

Entrenamiento largo, rodaje largo, tirada larga. Distintos nombres para la misma sesión, la que más tiempo y km se lleva de toda la semana y el único entrenamiento, en mi opinión, imprescindible si quieres correr tu primer maratón.

No hagas series, no hagas controlados, no hagas cuestas o técnica de carrera, no importa demasiado. Si acumulas km serás capaz de terminar tu primer maratón.
Graba esto en tu cabeza, necesitas acumular kilómetros. Tus piernas, tus pies, tu cadera, tus brazos, tu estómago y tu cabeza (sobre todo tu cabeza) necesitan acostumbrarse a estar 2h o más corriendo.

"Ah, vale, pues hago un entrenamiento de 40km cada semana y listo"

Pues no, no es tan sencillo. Si haces un entrenamiento de 40km cada semana en el marco de una vida de trabajo y una familia que no te permite entrenar cuando quieras, recibir una sesión de masaje y luego pasar el resto del día relajado, o acabas lesionado o acabas agotado. En el primer caso, malo, y en el segundo, también, por que entonces tendrás que recuperarte de ese agotamiento y perderás una semana de entrenamiento.

¿Entonces?

Entonces hay que respetar unas pautas, unos incrementos progresivos en los entrenamientos y aprovechar los descansos. Por eso un plan de entrenamiento es útil.

¿Y qué entreno en esas sesiones largas?

Pues todo. Los rodajes largos son simulacros de carrera y en ello tienes que practicar:

- La alimentación en carrera. En estos rodajes practicarás a comer/beber lo que tengas previsto en carrera. ¿Vas a tomar geles, gominolas o barritas? Prueba en estas tiradas (más adelante te hablaré de la alimentación en carrera)

- La ropa. Los calcetines, el pantalón, la camiseta, el sujetador, las bragas, los calzoncillos... TODO lo que vayas a llevar el día D tienes que haberlo probado en una o dos tiradas largas.
- La cabeza. En 2h o algo más corriendo da tiempo para tener muchas sensaciones, muchos pensamientos y muchas ganas de pararse ¡eso también es entrenar!. Estás practicando y enfrentando los mensajes que te manda tu cabeza para que te pares y dejes de hacer lo que, según ella, es una tontería. Que diga lo que quiera, aquí mandas tú ¿o no?

Estos rodajes van a ser también los que marquen tu ritmo (como referencia) el día de carrera. El objetivo de tu primer maratón debe ser terminar, ya tendrás tiempo de buscar marcas si eso te atrae, pero *el primer maratón deberías correrlo al ritmo de las tiradas largas.*

Las series (5x2+3x(2000 + 2)^3 + Ln4)

¿Qué son?

Esta nos la sabemos todos ¿no? Las series son entrenamientos fraccionados, de distancias y recuperaciones más o menos largas, en los que se busca una mejora de los ritmos de carrera, trabajando intensidades que no podríamos trabajar en entrenamientos no fraccionados.

¿Para qué valen?

Pues ya lo he escrito, para mejorar los ritmos con intensidades difíciles de mantener en un entrenamiento de larga distancia. En el caso de maratón, un entrenamiento de series podría ser 10x1000 rec 1' a un ritmo entre el de media maratón y el estimado de maratón

Pongamos un maratoniano con una marca en media de 1h30 (4'15''/km) y que busca una marca en maratón de 3h30' (5'/km). En ese caso los 10x1000 podrían ser a un ritmo de 4'30''. Durillo pero mucho más llevadero que 10km a 4'30'' del tirón ¿verdad? Tratándose de un maratón, claro, si hablamos de media maratón los ritmos se endurecen y las recuperaciones se alargan.

¿Hay que hacerlas?

Pues NO. Hacerlas te va ayudar en algunos aspectos PERO para tu primer maratón necesitas acumular km, no mejorar ritmos. Ese es mi consejo a no ser que seas un obseso de los tiempos y las marcas, en cuyo caso, te deseo mucha suerte con esos primeros 42km.

¿Cómo?

De ningún modo, te propongo no hacer series para tu primer maratón. Son duras, son aburridas y son agresivas.

Bueno vale, te he mentido, perdona.

Te propongo hacer series, pero con forma de cambios de ritmo.

¿Que qué son los cambios de ritmo? Pues son series con las recuperaciones en movimiento, es decir, trotando. Eso hace que por un lado los ritmos de estas no sean tan intensos (o no podrías recuperar troanto) y por el otro no son tan agresivas pues no paras y arrancas de golpe entre unas y otros.

¡Ah! Y le añade variabilidad al entrenamiento, algo muy importante en tu primer maratón para no aburrirte y acabar hablando con los gatos y los perros que te cruzas.

Lo veremos más adelante.

"Iberia 42195 mantenga velocidad actual". Los rodajes controlados

¿Qué son?

Los rodajes controlados o tempo son, según dice su nombre, entrenamientos a un ritmo fuerte y controlado que, para maratón, te recomiendo hacer a ritmo objetivo de maratón *siempre que no sea tu primer maratón*. Es decir, que si es tu primer maratón ni caso a lo que acabas de leer, es que me gusta enredar.

¿Para qué valen?

Para dar variedad al entrenamiento, como las series.
Para trabajar distintos ritmos y no morirte de aburrimiento pero, sobre todo, para mejorar el umbral de lactato (ese ritmo en que tu cuerpo empieza a generar lactato y aparece la fatiga muscular) y hacer kilómetros cercanos al ritmo de carrera. En tu primer maratón esto no es fundamental, pues este no será tu ritmo de carrera, pero si mejoras ese umbral mejorarás el ritmo final.

¿Hay que hacerlos?

Pues no, pero te los recomiendo como parte de un plan completo por los motivos que te he dado antes y uno más: hacer un controlado el día antes de la tirada larga es una forma excelente de reproducir un poco las condiciones de carrera en esa tirada.

Si haces un controlado el sábado y la tirada larga el domingo, el controlado te deja cansado y, por tanto, el rodaje del día siguiente de 2h lo vas a comenzar ya con algo de cansancio.
- "Pero si empiezo cansado me va a costar más"
- ¡Correcto! Nos acercamos a las condiciones de carrera. Eso si, te va a acostar apretar los dientes más de una vez pero, en mi opinión, merece la pena.

¿Y cómo los hago?

Para llevar un ritmo controlado (con sensaciones controladas) y que el terreno no haga que tus pulsaciones fluctúen demasiado mi consejo es que lo hagas, bien en pista, bien en un circuito urbano llano al que puedas dar vueltas.

Hacer 8, 10, 12 o 14 km en pista o en un circuito de 1 o 2km es psicológicamente duro pero físicamente no te costará (no debería) demasiado.
Un maratoniano aprovecha cualquier excusa para entrenar la dureza de la carrera, aquí tienes otra oportunidad ¿eres un maratoniano?.
Más adelante, en los planes que te propongo, lo podrás ver pero una idea es empezar los controlados por 6km e ir subiendo de 2 en 2 hasta 14, que será el más largo que hagas.

¿El ritmo?

Con mis propias palabras te diría: pon un ritmo ligero pero que te resulte cómodo como para hacer la distancia que tienes programada. Si tienes experiencia corriendo sabes a qué me refiero ¿verdad? Ese ritmo que no te permite decir una frase pero si alguna palabra suelta. Ese que te obliga a respirar forzado pero que si te centras puedes mantener durante unos cuantos km.

Si quieres números, coje la marca de la última media maratón que hayas hecho y añade entre 10 y 15 segundos por kilómetro.

Los rodajes de fondo de armario

¿Qué son?

No se puede preparar un maratón sólo con controlados y tiradas largas, acabarías lesionado, aburrido o las dos cosas. Necesitas correr sin pensar en los ritmos ni en que te toca pasar de 25km. Necesitas acumular km, trabajar la cabeza y disfrutar de esto que tanto nos gusta: correr y punto.

¿Para qué valen?

No son sesiones específicas de ritmo ni de distancia, pero se trabaja un poco de todo. Al fin y al cabo, todos empezamos en esto corriendo por correr, cada día un poco más ¿no?. En realidad estos rodajes son el entrenamiento, los específicos sobre los que ya te he contado son las excepciones.

¿Hay que hacerlos?

Si, por supuesto, no puedes preparar un maratón sin estos entrenamientos.

¿Cómo?
¡Eso es fácil! Ponte las zapatillas y sal a correr al ritmo que tu cuerpo te diga ese día, sin pasarte. Para un maratón suelen ser entrenamientos entre 12 y 16km más o menos.

¿Y no vale una caña y una tapa? Los regenerativos

¿Qué son?

Un regenerativo es un rodaje relativamente corto (45' - 1h) a ritmo lento, bastante lento para tus ritmos habituales.

¿Para qué valen?

Como su nombre indica valen para regenerar la musculatura dañada en los entrenamientos largos y duros. Valen para oxigenar las piernas y limpiar los residuos acumulados por la fatiga.

¿Has oido la expresión "lavapatas"? Eso es un regenerativo.

¿Hay que hacerlos?

No, no es necesario hacer regenerativos corriendo, pero es un modo de meter un día más de carrera, si puedes y te apetece.
Hay otras formas de hacer un regenerativo como, por ejemplo, un paseo en bicicleta de 90', o 30' de piscina suave (este es mi preferido, te deja nuevo)

¿Cómo?

Vas a tener malas sensaciones, es típico de un regenerativo sentir las piernas muy pesadas, cansancio y, yendo a un ritmo más lento del de una tirada larga, pensar que vas a ritmo de 10km.

Conciénciate, si tienes esas sensaciones es que necesitabas el regenerativo.

Es también habitual encontrarse mejor según pasa el entrenamiento y, cuando estás terminando, ir mejor que al empezar. El regenerativo ha hecho efecto, las piernas se han oxigenado, has drenado residuos de los entrenamientos duros y has dejado la musculatura lista para más km.

Estirando

Conozco gente que no estira nunca y no tienen ni más ni menos lesiones que los que si estiran. Conozco gente que estira y se lesiona. Conozco gente que estira y no se lesiona. Conozco gente que no estira y se lesiona.

¿Qué quiero decir? Que estirar no te va a salvar de las lesiones pero no estirar, dicen la ciencia y muchos estudios, contribuye a una una movilidad más reducida, a tener músculos menos elásticos. Eso, al final, te puede llevar a tener movimientos poco elásticos o de rango reducido mientras corres y eso, al final, te puede llevar a una lesión.

Yo estiro y te recomiendo que lo hagas. Si no puedes hacerlo nada más terminar de entrenar, hazlo a lo largo del día cuando puedas, no pasa nada, sólo tendrás que tener algo más de cuidado al empezar pues los músculos estarán fríos.

¿Cómo estiro?

Concentrado en el músculo que trabajas en ese momento, respirando suavemente y parando cuando notes tensión, nunca dolor, si te duele es que estás estirando demasiado. Mantén cada estiramiento entre 20 y 40 segundos para que sea efectivo.

La sesión de estiramientos es un buen modo de volver a la calma después del entrenamiento, de relajarte y respirar hondo. No lo dejes pasar.

Al final del libro he incluido un apéndice con mi sesión típica de estiramientos (como verás hice las fotos en uno de mis gimnasios habituales ¿el tuyo es parecido?) para que te sirva de guía.

Planes de entrenamiento

Y llegamos al asunto, los planes de entrenamiento.

Mi propuesta de entrenamientos para que prepares tu primer maratón. Mi propuesta de entrenamientos basados en mi experiencia y en mis gustos y preferencias. Puede gustarte o no, puede irte bien o no, pero espero que te sirva y que cuando acabes esos primeros 42,195 haya merecido la pena.

No esperes que te hable de ritmos concretos, no es parte de mi filosofía de entrenamiento. Puede que cite alguna vez el ritmo de media maratón (RMM) o el ritmo de 10km (R10km) pero como referencias.

Los ritmos de los que te hablaré van a ser:

- RMS (ritmo muy suave). Ritmo de regenerativo, un ritmo que te cueste llevar al principio por lo lento que es. Digamos, como referencia, que 1' por kilómetro más lento que tu ritmo de rodaje habitual. Si normalmente entrenas sobre 5'/km este ritmo sería 6'/km
- RS (ritmo suave). Ritmo cómodo, puedes hablar perfectamente y no te supone esfuerzo mantenerlo.
- RR (ritmo rodaje). El ritmo de tus entrenamientos habituales de 10-12km.
- RL (ritmo ligero). Un ritmo algo más rápido que el de rodaje. Vas forzado pero podrías mantenerlo durante 10km con un esfuerzo considerable.
- RF (ritmo fuerte). Ritmo que ya te exige llevar una respiración forzada desde el principio, no podrías mantenerlo más de 2 o 3 km.
- RMF (ritmo muy fuerte). No hay mucho que explicar, este es el ritmo que en 1km te deja para tirarte a la cuneta y pedir ayuda.

Se trata de que conozcas tus sensaciones, los ritmos, y aprendas a leer lo que te dice tu cuerpo. Un RF para fraccionados de 1km puede ser 4'/km pero ese mismo RF para fraccionados de 3km puede ser de 4'20"/km. En ambos casos es RF.
Lo mismo para RL, por ejemplo. Un RL para 6km no será igual que para 9km, pero en ambos casos es un ritmo que te permita hacer esos km justito de fuerzas.

NO IMPORTAN los min/km IMPORTAN TUS SENSACIONES. Si quieres llevar control de ritmo para tener referencias personales, perfecto, pero no son la clave para el entrenamiento que te propongo.

Leerás también "rec", que significa recuperación para aquellos entrenamientos fraccionados que tengas que hacer. Las recuperaciones son siempre andando, nunca parado.

<u>El ritmo de los rodajes largos</u>
No voy a darte el ritmo para esos rodajes y tengo un motivo: adáptate, aprende de tu cuerpo, escúchale.
Busca un ritmo que te permita hacer los km que tocan. Vete conociendo, rodaje largo tras rodaje largo, km tras km, qué ritmo puedes mantener durante 20, 25 o 30km.
¿Por qué? Por que ese ritmo, el ritmo medio de tus rodajes largos será el ritmo estimado de tu maratón. Recuerda, queremos terminar el primero, no buscar la mejor marca posible. Para eso ya tendrás otros maratones.

Igual te resulta extraña mi clasificación pero con esas descripciones y un poco de práctica aprenderás a conocerte, a escucharte y a ajustar los ritmos independientemente de lo que diga tu GPS. A la larga te ayudará a ir mejor en carrera y a disfrutar más de los entrenamientos.

No creo en entrenar a unos ritmos para conseguir una marca (y yo he entrenado así hace años) y menos aun para el primer maratón en el que el objetivo es terminar.

Creo en entrenar lo mejor posible según las condiciones de cada uno (familiares, tiempo disponible, horas de entrenamiento) para que luego, en la carrera, salga el entrenamiento sea el tiempo final el que sea.

Creo en disfrutar el camino, en vivir cada entrenamiento, en no añadir estrés al estrés del día a día. No creo en entrenamientos que te hagan estar nervioso por su dureza.

Creo en entrenar y correr lo mejor posible sin pensar en la marca final. Si entrenas y corres lo mejor que puedas, en la carrera sólo queda disfrutar y darlo todo ¿qué importan unos minutos si has dado lo mejor de ti y además lo has disfrutado?

Pero ojo, no te engañes, disfrutar el entrenamiento y la carrera no significa que no vayas a tener momentos de querer tirarte al suelo y llamar al 112. Los tendrás, los superarás, y disfrutarás por haberlo hecho.

Vamos con los planes.

Plan de 12 semanas y 3 días a la semana

Primer plan, tres días a la semana.

Sinceramente, creo que con 3 dias a la semana vas justo, muy justo, pero tampoco es imposible si esos tres días tienes tiempo de hacer km y haces el esfuerzo de añadir la sesión extra de fortalecimiento, que no te llevará más de 30' un día en tu casa, en un parque o, si te dejan y te atreves, en la oficina (no hay excusas).

La estructura básica de cada semana para este plan, intentando sacar el máximo rendimiento a los 3 días será:
- 1 rodaje
- 1 sesión de cambios de ritmo
- 1 rodaje largo

Reparte los días según el tiempo libre de que dispongas pero intenta dejar un día de descanso entre medias, es decir, no hacer dos entrenamientos en dos días consecutivos. La distribución ideal sería martes, jueves y luego, sábado o domingo para la tirada larga.
Te recomiendo hacer la sesión de fortalecimiento el día antes de los cambios de ritmo.

SEMANA 1. Día 1.
- 10km RR

SEMANA 1. Día 2.
- 2km RR
- 3 x (1km RL + 500m RF + 500m RS)
- 2km RS

SEMANA 1. Día 3.
- 14km

SEMANA 2. Día 1.
- 12km RR

SEMANA 2. Día 2.
- 2km RR

- 4 x (1km RL + 500m RF + 500m RS)
- 2km RS

SEMANA 2. Día 3.
- 14km RR

SEMANA 3. Día 1.
- 12km RR

SEMANA 3. Día 2.
- 2km RR
- 4 x (1km RL + 500m RF + 500m RS)
- 2km RS

SEMANA 3. Día 3.
- 16km

SEMANA 4. Día 1.
- 14km RR

SEMANA 4. Día 2.
- 2km RR
- 4 x (1km RL + 500m RF + 500m RS) + 1' RMF
- 2km RS

SEMANA 4. Día 3.
- 18km
SEMANA 5. Día 1.
- 15km RR

SEMANA 5. Día 2.
- 1km RR
- 3 x (1km RL + 1km RS + 2km RR)
- 1km RR

SEMANA 5. Día 3.
- 20km

SEMANA 6. Día 1.
- 16km RR

SEMANA 6. Día 2.
- 1km RR
- 3 x (1km RL + 1km RS + 30'' RMF + 2km RR)
- 1km RR

SEMANA 6. Día 3.
- 22km

SEMANA 7. Día 1.
- 15km RR + 2' RL

SEMANA 7. Día 2.
- 1km RR
- 3 x (2km RL + 1km RS + 30'' RMF + 2km RR)
- 1km RR

SEMANA 7. Día 3.
- 24km

SEMANA 8. Día 1.
- 15km RR + 2' RL

SEMANA 8. Día 2.
- 1km RR
- 3 x (2km RL + 1km RS + 30'' RMF + 2km RR)
- 1km RR

SEMANA 8. Día 3. Prueba de geles.
- 26km (o 2h30')

SEMANA 9. Día 1.
- 16km RR + 2' RL

SEMANA 9. Día 2.
- 1km RR
- 3 x (3km RR + 2km RL + 500m RF + 1' RMS)
- 1km RR

SEMANA 9. Día 3. Prueba de geles.

- 28km (o 2h30')

SEMANA 10. Día 1.
- 16km RR

SEMANA 10. Día 2.
- 1km RR
- 3 x (3km RR + 2km RL + 500m RF + 1' RMS)
- 1km RR

SEMANA 10. Día 3. Prueba de geles.
- 30km (o 2h30')

SEMANA 11. Día 1.
- 16km RR

SEMANA 11. Día 2.
- 1km RR
- 3 x (3km RL + 1km RR)
- 1km RR

SEMANA 11. Día 3.
- 20km

SEMANA 12. Día 1.
- 10km + 2' RL + 30'' RF

SEMANA 12. Día 2.
- 5 x (1km RL + 30'' RMS)

SEMANA 12. Día 3.
- DISFRUTA TU MARATÓN

Plan de 12 semanas y 4 días a la semana

Cuatro días a la semana me parece que es el reparto ideal de entrenamiento para no cargar en exceso ni tu cabeza ni tus piernas. Con cuatro días puedes preparar tu primer maratón con bastantes garantías pero, aun así, sigue siendo imprescindible la sesión semanal de fortalecimiento descalzo (sería el 5º día, pero no de carrera) que propongo al final del plan de 3 días a la semana ¡no dejes de hacer esta sesión cada semana!

En el caso de que vayas a seguir este plan, te sugiero distribuirlos de la siguiente forma: martes, jueves, sábado y domingo. La sesión de fortalecimiento la haría el lunes o el miércoles.

Si, los fines de semana son duros entrenando los dos días, pero de eso se trata también. De lunes a viernes casi todos trabajamos y los entrenamientos solemos hacerlos con cansancio acumulado. El fin de semana es la ocasión de hacer el rodaje largo y complementarlo el día antes con otro entrenamiento algo exigente. De este modo la tirada larga se convierte en un simulacro de carrera que comenzamos con algo de cansancio del día anterior.

SEMANA 1. Día 1.
- 10km RR.

SEMANA 1. Día 2.
- 2km RR
- 6 x 1km RF rec 1' andando
- 2km RS

SEMANA 1. Día 3.
- 2km RR
- 6km RL
- 2km RS

SEMANA 1. Día 4.
- 14km

SEMANA 2. Día 1.

- 12km RR

SEMANA 2. Día 2.
- 2km RR
- 7 x 1km RF rec 1' andando
- 2km RS

SEMANA 2. Día 3.
- 3km RR
- 6km RL
- 2km RS

SEMANA 2. Día 4.
- 16km

SEMANA 3. Día 1.
- 14km RR

SEMANA 3. Día 2.
- 2km RR
- 8 x 1km RF rec 1' andando
- 2km RS

SEMANA 3. Día 3.
- 2km RR
- 7km RL
- 2km RS

SEMANA 3. Día 4.
- 18km

SEMANA 4. Día 1.
-12km RR

SEMANA 4. Día 2.
- 2km RR
- 8 x 1km RF rec 1' andando
- 2km RS

SEMANA 4. Día 3.

- 2km RR
- 5km RL
- 2km RS

SEMANA 4. Día 4.
- 20km

SEMANA 5. Día 1.
- 14km RR

SEMANA 5. Día 2.
- 2km RR
- 10 x 1km RF rec 1' andando
- 2km RS

SEMANA 5. Día 3.
- 2km RR
- 7km RL
- 2km RS

SEMANA 5. Día 4.
- 22km

SEMANA 6. Día 1.
- 15km RR

SEMANA 6. Día 2.
- 2km RR
- 4 x 2km RF rec 1' andando
- 2km RS

SEMANA 6. Día 3.
- 2km RR
- 8km RL
- 2km RS

SEMANA 6. Día 4.
- 24km

SEMANA 7. Día 1.

- 15km RR

SEMANA 7. Día 2.
- 2km RR
- 5 x 2km RF rec 1' andando
- 2km RS

SEMANA 7. Día 3.
- 2km RR
- 9km RL
- 2km RS

SEMANA 7. Día 4.
- 26km

SEMANA 8. Día 1.
- 12km RR

SEMANA 8. Día 2.
- 2km RR
- 3 x 2km RF rec 30'' andando
- 2km RS

SEMANA 8. Día 3.
- 2km RR
- 7km RL
- 3km RS

SEMANA 8. Día 4.
- 28km (o 2h30')

SEMANA 9. Día 1.
- 16km RR

SEMANA 9. Día 2.
- 2km RR
- 5 x 2km RF rec 1' andando
- 2km RS

SEMANA 9. Día 3.

- 2km RR
- 9km RL
- 3km RS

SEMANA 9. Día 4.
- 30km (o 2h30')

SEMANA 10. Día 1.
- 16km RR

SEMANA 10. Día 2.
- 2km RR
- 5 x 2km RF rec 1' andando
- 2km RS

SEMANA 10. Día 3.
- 3km RR
- 9km RL
- 3km RS

SEMANA 10. Día 4.
- 30km (o 2h30')

SEMANA 11. Día 1.
- 14km RR

SEMANA 11. Día 2.
- 2km RR
- 3 x 3km RF rec 1' andando
- 2km RS

SEMANA 11. Día 3.
- 2km RR
- 9km RL
- 2km RS

SEMANA 11. Día 4.
- 20km

SEMANA 12. Día 1.

- 10km RR

SEMANA 12. Día 2.
- 1km RR
- 5 x 1km RF rec 30'' andando
- 1km RS

SEMANA 12. Día 3. (Opcional)
- 25' RMS

SEMANA 12. Día 4.
- DISFRUTA TU MARATÓN

Plan de 12 semanas y 5 días a la semana

El plan de cuatro días a la semana mas el día de fortalecimiento (descalzo) me parece bastante completo para un primer maratón, pero si tienes tiempo y quieres (y puedes) añadir un día más de carrera, perfecto. En ese caso el plan que te propongo es el mismo que el de cuatro días pero añadiendo un entrenamiento regenerativo cada semana. Como ya hemos visto, se trata de un modo de añadir kilómetros y de soltar la musculatura de las piernas.

En este caso te recomiendo entrenar los lunes, martes, jueves, sábados y domingos, siendo el lunes (o el miércoles) el día en que hagas el regenerativo.

Es sencillo, serán 10km RMS. Ya sabes, un ritmo muy lento que, probablemente, te cueste mantener pues en cuanto te despistes empieces a ir más rápido. Las sensaciones pueden ser malas o muy malas hasta casi el final del entrenamiento, no importa, piensa en lo que llevas acumulado del sábado y el domingo. Ese día, si puedes, dedica algo más de tiempo de lo normal a estirar.

Si vas a seguir este plan lo ideal es que hagas la sesión de fortalecimiento el miércoles para dejar las piernas a punto de cara al fraccionado del jueves.

¿Y si quiero entrenar más días?

Si quieres entrenar más días lo primero que te preguntaría es ¿por qué? O más bien ¿para qué?.

¿Porque te aburres en casa? ¿porque necesitas entrenar más? ¿porque crees que no es suficiente?
Es más que suficiente entrenar 5 días de carrera para terminar tu primer maratón, no es necesario hacer más. Aun así, si lo que quieres es hacer deporte algún otro día, entonces SI me parece acertado.

Mis recomendaciones para ampliar esos 5 días de carrera son:

- Añade un día de piscina y bicicleta de acuerdo a los consejos sobre entrenamiento cruzado del comienzo del libro.
- Si vas a hacer piscina, hazlo el lunes después del rodaje largo del domingo y pasa el regenerativo al viernes. Mantén la sesión de fuerza el miércoles.
- Si vas a hacer bicicleta, que sea el lunes muy suave (cadencia alta y desarrollo fácil para oxigenar) o el miércoles, como sustituto de la sesión de fortalecimiento. En este caso haz cuestas, cuestas y más cuestas con la bici. Aprieta el ritmo subiendo y dedica las bajadas a recuperar hasta la siguiente cuesta. No hagas más de 1h o 1h20' o puedes pagarlo el jueves en el fraccionado.

Hagas lo que hagas, dedica siempre un día a la semana a descansar del todo. No somos profesionales, no tenemos sus medios ni sus 9 sesiones de masaje a la semana (son las sesiones que recibía Chema Martínez durante su etapa de profesional). Tampoco nos dedicamos a esto en exclusiva, date un respiro, se trata de acabar el primer maratón sin sacrificar todo tu tiempo por ello.

La semana antes.

¿Sabes lo que son los nervios? ¿lo que es estar ansioso por hacer algo? Pues prepárate, que lo vas a saber.

11 semanas de preparación en las que has pasado buenos y malos ratos. 11 semanas poniendo toda tu voluntad para sacar adelante los entrenamientos. 11 semanas preparando tu cuerpo y tu mente para el gran reto de los 42km. 11 semanas acumulando km, acumulando carga para llegar preparado a la salida.

Y cuando más cerca lo tienes, cuando ya estás concienciado y has hecho todo lo posible, tu plan de entrenamiento te dice que pares un poco, que no hagas casi nada, que descanses hasta la carrera, que ya está todo el trabajo hecho.

Y entonces, tu cabeza, que va por libre dice "¡¿cómo?! ¿que pare ahora que no queda nada? ¿pero cómo voy a parar y no hacer casi nada esta semana? ¡si ya está ahí! ¡tengo que entrenar! ¡no llego en forma!"

Los minutos son horas, las horas días, y esos 7 días hasta el domigo son una penitencia.

Tranquilo, deja las uñas, no te hartes a comer, disfruta de esas sensaciones ¡es parte de la carrera! Es sólo el ansia por materializar lo que tanto esfuerzo te ha costado, son las ganas de hacerlo de una vez, es normal.

Pero no cometas el error de entrenar demasiado. Esta semana menos es más, cuanto menos hagas más descansado llegas al día objetivo. Un par de entrenamientos o tres para calmar la cabeza (tu cuerpo ya no lo va a notar mucho) y paciencia.

¡Visualiza! Imagina la salida, imagina el sufrimiento de los km centrales e imagina, sobre todo, la meta. Saborea el momento, aunque por mucho que imagines, la realidad supera en mucho cualquier sensación que puedas visualizar.

Descansa, disfruta y no hagas cosas raras con la comida. Lo habitual, no cambies nada o podría resultar en problemas digestivos (que son una de las cosas que pueden arruinar tu maratón). Eso de la dieta disociada (si has oido hablar de ello) es una estrategia de algunos profesionales que a lo que te puede llevar es a llegar pasado de peso al día D. Los depósitos de glucógeno tienen un límite y cuando se llenan, el exceso se acumula en forma de grasa.

Come normal, el descanso y la dieta habitual harán que llegues al día de la carerra con las pilas bien cargadas.

Por cierto, intenta cortarte las uñas de los pies entre el lunes y el martes (si es necesario). Hacerlo más tarde podría darte problemas el día de la carrera si las dejas cortas de más, o algún pico que pueda molestar.

Las 24h anteriores.

¡Ay, ay, ay! Que noche te espera ¿verdad?

Es broma, no te preocupes. Los objetivos del día antes son descansar tanto como sea posible y estar bien hidratado (con agua, no seas bruto, el alcohol deshidrata).

Lo del descanso lo puedes conseguir estando tanto tiempo como sea posible con las piernas en alto (tumbado, recostado...). Aprovecha para leer, ver vídeos de motivación, releer esas crónicas de otros maratones que ya has leido, escuchar música o ver películas.

Visualiza la carrera, creo que ya te lo he dicho ¿no? Pues hazlo de nuevo.

Para estar bien hidratado basta con que bebas de forma constante durante el día. Si tu orina es clara estás bien hidratado.

Prepara todo para el día siguiente:
- Zapatillas (las que hayas usado en los rodajes largos, no le des vueltas, esas funcionan seguro)
- Calcetines (lo mismo)
- Dorsal
- Camiseta y pantalón, por supuesto (lo repito, ropa que hayas usado en rodajes largos o en medias maratones)
- Si va a ser un día soleado y caluroso no olvides la gorra y las gafas de sol
- Lo que vayas a comer en carrera
- El chip de control (si lo hay)
- Vaselina. Te aconsejo que te des vaselina entre los dedos de los pies antes de ponerte el calcetín, eso te mantendrá a salvo de posibles ampollas. Prueba en alguna tirada larga para que te sientas cómodo con la sensación al principio.
- Esparadrapo de tela o tiritas para los pezones. La vaselina se acaba yendo y una camiseta que nunca te haya rozado puede acabar dando guerra en días ventosos y secos. Si eres chica no te hace falta, el sujetador deportivo que seguramente llevas ya te protege.

Y llega la hora de dormir... y tu no te duermes ni a cabezazos. No pasa nada, en serio, NO PASA NADA. Hay estudios sobre restricción de sueño en atletas que dicen que el hecho de que duermas poco y mal esa noche no tiene efectos en tu rendimiento. Eso si, no te pases la noche paseando por el pasillo. Un truco que te ayude a dormir puede ser tomarte un par de cervezas o de copas de vino con la cena (negaré haber escrito esto).

En cualquier caso, relájate y descansa aunque sea con los ojos abiertos.

Corriendo tu primer maratón.

El desayuno.

Sencillo, desayuna lo que lleves desayunando durante toda la preparación.

¿En serio quieres cambiar hoy, el día más importante, algo en tu alimentación y arriesgarte a acabar detrás de un pino haciendo sentadillas en el mejor de los casos?

No cambies absolutamente nada, desayuna lo de siempre un par de horas antes de la carrera.

Puedes llevar una botella con agua para ir bebiendo hasta unos minutos antes de la salida, lo vas a necesitar por los nervios y no te viene mal.

La alimentación en carrera.

La gran pregunta ¿es necesario tomar geles (barritas, gominolas, glucosa, etc) en un maratón?

Mi experiencia y conocimientos me dicen que si, pero también que normalmente los geles y sus variantes son inventos de laboratorio cuyo ingrediente más natural es un poco de agua.

¿Te preocupas por los que comes/bebes? Entonces mi consejo es que tomes purés de fruta (ahora los venden en algunos supermercados y algunas tiendas de deporte en formato cómodo de transportar) y bebas agua e isotónico en los avituallamientos. Pero bebe de verdad, no te cortes, un par de sorbos por avituallamiento normalmente no es suficiente y llegas a meta con lo justo. Piensa en los rodajes largos ¿bebiste? ¿cuánto? ¿orinaste al llegar a casa? ¿de qué color? ¿cuánto tiempo pasó hasta que tuviste ganas?

Como referencia, tendrías que beber mínimo un vaso entero de agua o isotónico cada 30' de carrera. Yo suelo alternar agua e isotónico en cada avituallamiendo si es un día caluroso. Ojo, que sea isotónico lo más "limpio" posible, yo suelo huir de las bebidas con colores chillones.

En cuanto a los purés de fruta, el contenido en hidratos no es tan concentrado como los geles específicos, pero con un buen sorbo (medio envase de 90-100gr) un poco antes de beber en el avituallamiendo, debería ser suficiente.

Si vas a tomar geles no lo hagas sin haberlos probado en los rodajes largos (tal como lo marco en los planes) y haber comprobado que no te dan problemas estomacales. Lo ideal con los geles es tomar varios desde el km 10 o así. Se trata de mantener los niveles de glucógeno sin dejar que caigan demasiado. Una estrategia que a mi me funcionó cuando los tomaba, a pesar de que empezaba tarde, fue la siguiente:
- 1 gel al paso por la media maratón
- 1 pastilla de glucosa en el km 33-34.

De cualquier forma lo de la alimentación en carrera es muy subjetivo y hay gente que no toma nada. Tendrás que experimentar pero como se trata de tu primer maratón mi consejo es el siguiente:

Busca un gel lo más limpio posible (los hay de ingredientes naturales) y de digestión rápida (poco trabajo para el estómago) o un gel de frutas y lleva tres en carrera. Toma 1/2 gel o puré en los km 10, 15, 20, 25, 30 y 35.

Los primeros kilómetros

El maratón es muy largo (42km y un trocito) y da tiempo a muchas cosas. Todo maratón tiene unas fases más o menos marcadas, que empiezan con los primeros kilómetros.

Dan la salida y los primeros minutos vas en una nube. Cuando bajas, las sensaciones son de ir muy cómodo, puede que algo pesado de piernas (normal por el reposo de esta semana) o puede que quieras ir más rápido (¡controla el ritmo! Pasarte ahora puede costarte la carrera más adelante).

Una vez pasados esos primeros km empiezas a encontrarte suelto, cómodo, quieres volar, te comes los 42km ¡esto está hecho! Bien, disfruta pero no te descontroles, mantén el ritmo y las sensaciones bajo control en todo momento. Ahora debes sentir que vas lento, que podrías ir más rápido, mucho más rápido. Mejor que así sea.

Llega la media maratón y un pensamiento se pasa por tu cabeza "ya está la mitad hecha" pero, inmediatamente, otro le sustituye "quedan otros 21km"

Hasta el 30 más o menos

Esas dudas que aparecieron sobre la media se van haciendo fuertes. Ya no vas tan fresco, ya te cuesta ir suelto, ya... ya llevas más de 21km corriendo y aquello empieza a oler a maratón.

Ahora es cuando se acerca tu momento ¿estás preparado? Ahora es cuando te das cuenta de que va a tocar apretar los dientes, es para esto para lo que has entrenado tanto, para esto tantas horas y tanto sacrificio, adelante, llega el momento de darlo todo.

"Siempre hacia adelante"

Y van cayendo kilómetros y va aumentando el cansancio. Tu mayor enemigo es tu cabeza ahora, esa que te dice que no puedes, que cómo vas a correr otros 12km llevando ya 30 ¡ni caso! Si puedes, te va costar pelearte contigo mismo (igual ya has vivido esa sensación en alguna tirada larga) pero si que puedes.

Maratoniano, toca sufrir, aguanta y por nada del mundo pienses en la retirada. Esa palaba no existe en tu vocabulario*.

*Mentira, si existe, si por lo que sea notas mareos o tienes visión túnel, para inmediatamente y busca asistencia, no juegues con eso.

Km 38

Vas roto, lo se. Te duelen hasta las pestañas, lo se. Tus pies, tus piernas y tus brazos gritan para que pares, lo se. Pero ahora la cosa ha cambiado, ahora tu cabeza juega de tu parte y te dice que sigas, que ya no queda nada (y es cierto) así que hazle caso, tu gloria se acerca, lo estás haciendo.

Vamos, ya tienes el 40 delante, ha pasado un mundo desde el 38 y te queda otro pequeño mundo hasta el 41 pero ya está ahí. Sólo 2km te separan de tu momento.

Meta

Dejado en blanco intencionadamente.

Vívelo y luego, si te apetece, cuéntamelo (luisandes@gmail.com)

El clima en carrera

El clima es uno de los factores incontrolables y el que más nerviosos nos pone a los corredores. Si para una media maratón o un 10km estás mirando el tiempo una semana antes, para un maratón eres capaz de sobornar al del tiempo para que quite el viento y la lluvia de tu zona.

Es imposible hacer nada para cambiarlo así que sólo queda adaptarse.

Con calor

Mientras no sea extremo el calor no es un gran enemigo, aunque lo soportarás mejor si:
- Llevas gorra
- Si en los avituallamientos hay esponjas, no dejes de usarlas para refrescar la cabeza y las axilas (si, si, las axilas) y bajar la temperatura corporal. Si no hay esponjas, hazlo con agua con un poco de cuidado de no empaparte los pies.
- Si hay duchas de agua en el recorrido, no te las saltes.
- Si tienes zonas de sombra sin desviarte del recorrido ni recortar por aceras, no lo dudes, por la sombra.

Con frío

Igual que con el calor, si el frío no es extremo no te va a dar problemas si:
- Usas guantes. Las manos son la zona que más sufre con el frio pues la sangre se va a donde se la necesita, es decir, a los músculos implicados en la carrera.
- Si el frio es intenso usar una bufanda tubular fina y ropa térmica que transpire bien te puede mantener sin frio toda la carrera.

Con lluvia

Si llueve, disfruta. No hay mucho que puedas hacer, te vas a empapar si es intensa así que, como mucho, ponte una gorra para evitar que el agua te entre en los ojos.

Si lo miras por el lado positivo, te vas a ahorrar la ducha al terminar (es broma, por supuesto).

Con viento

El enemigo público número uno del corredor, el viento. Ese viento de cara constante que te vuelve loco o ese viento racheado, que sopla vayas hacia donde vayas y que te tiene mania.

¿Qué se puede hacer contra el viento? Pocas cosas, en realidad muy pocas:
- Se realista y cambia los objetivos, si el viento es fuerte no intentes llevar el ritmo que tenias previsto. Haz tu carrera hasta meta e intenta olvidarlo, que no te torture.
- Busca grupos de corredores. En grupo, como en los pelotones de ciclismo, siempre se pueden ir ocultando del viento unos mientras otros van delante. ¡Ah! Y da relevos, no vayas escondido todo el rato, ayuda.

Terminando.

Te he contado todo lo que creo necesario para que entrenes y corras tu primer maratón. Trucos y consejos probados todos ellos por mi en alguna de mis carreras de 42km o más.

El maratón es una prueba muy especial que mezcla deporte, superación, lucha y una gran fuerza mental para superar las dificultades que te aparecerán durante los 42km. Un empuje constante para no pararte cuando quieres hacerlo, no rendirte y seguir a pesar del cansancio o los dolores fruto del mismo.

El maratón es especial, tanto como cualquiera que se plantee prepararlo y correrlo, tanto como tú y tu decisión de hacerlo.

No te voy a desear suerte, la suerte es para los que no se esfuerzan. Te deseo que disfrutes de cada minuto entrenado, que seas capaz de apreciar lo que consigues después de cada sesión larga o de fraccionados, después de salir a hacer el rodaje ese día que estás tan cansando.

Disfruta porque todo eso es el maratón.

Te deseo también que disfrutes cada metro de la carrera, cada minuto, cada jadeo, cada escena y cada sonido ¡no dejes escapar nada! El primer maratón es una experiencia inolvidable (en realidad todos lo son, pero el primero es especial) que te marcará para el resto de tu vida.

DISFRUTA

Gracias por leerme, si tienes cualquier comentario, te repito mi dirección de correo: luisandes@gmail.com

Apéndice A. Estirando.

<u>Gemelos</u>.

El talón de la pierna atrasada está totalmente apoyado en el suelo y forma una línea recta con la rodilla, la cadera y los hombros.

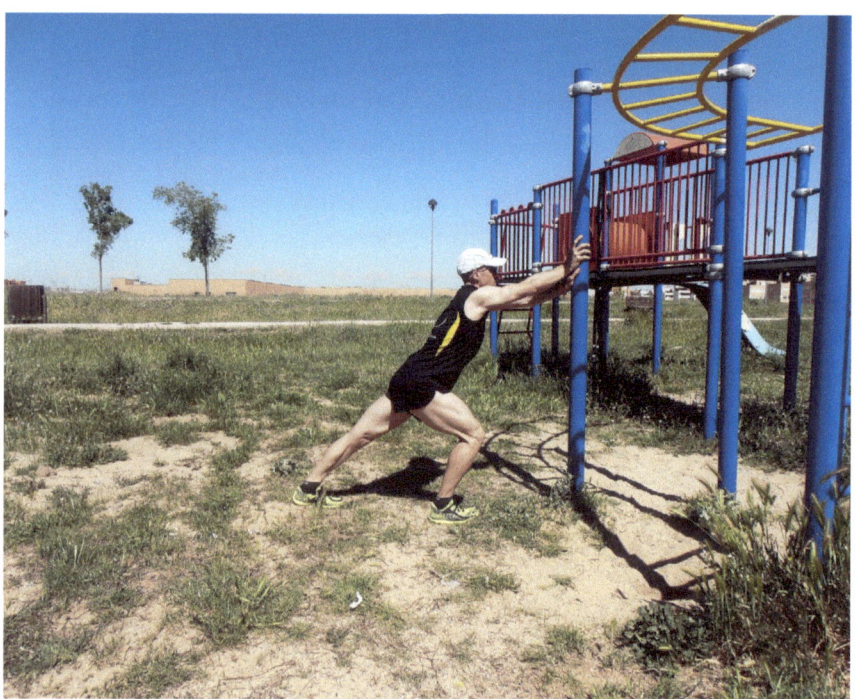

Otra alternativa para estirar gemelos es apoyar la punta del pie en un bordillo o escalón y dejar caer el talón, siempre con la rodilla estirada.

<u>Sóleo</u>.

El talón de la pierna atrasada queda también apoyado en el suelo (es el sóleo de esa pierna el que estiramos)

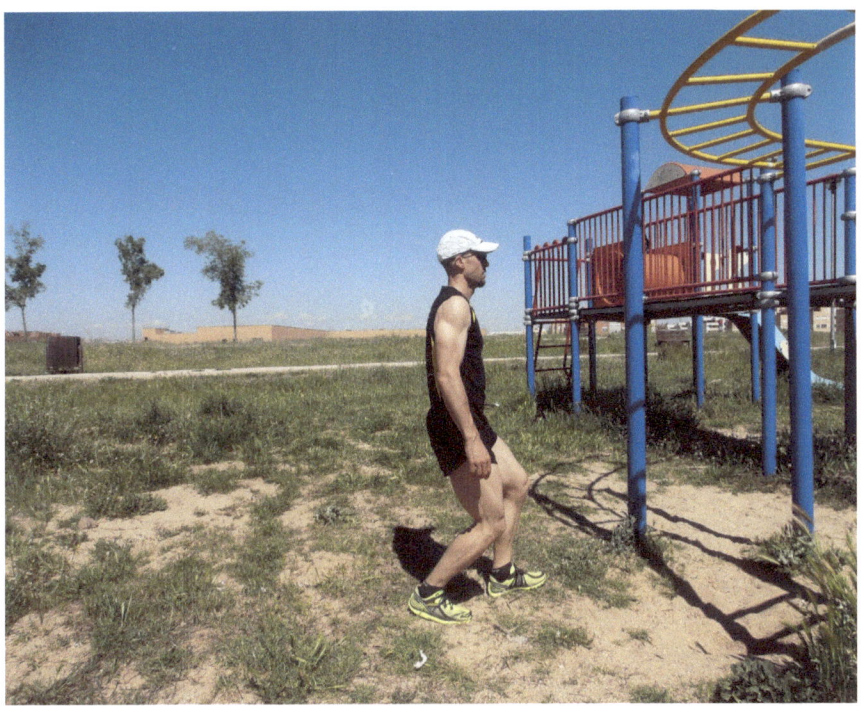

El sóleo es un músculo que corre parejo a los gemelos, a los lados por la parte baja y por detrás y en el centro en la parte alta, cerca de la rodilla.

Cuádriceps.

Si no puedes hacerlo en equilibrio, como en la foto, agárrate en algún sitio con la mano contraria a la pierna que estiras.

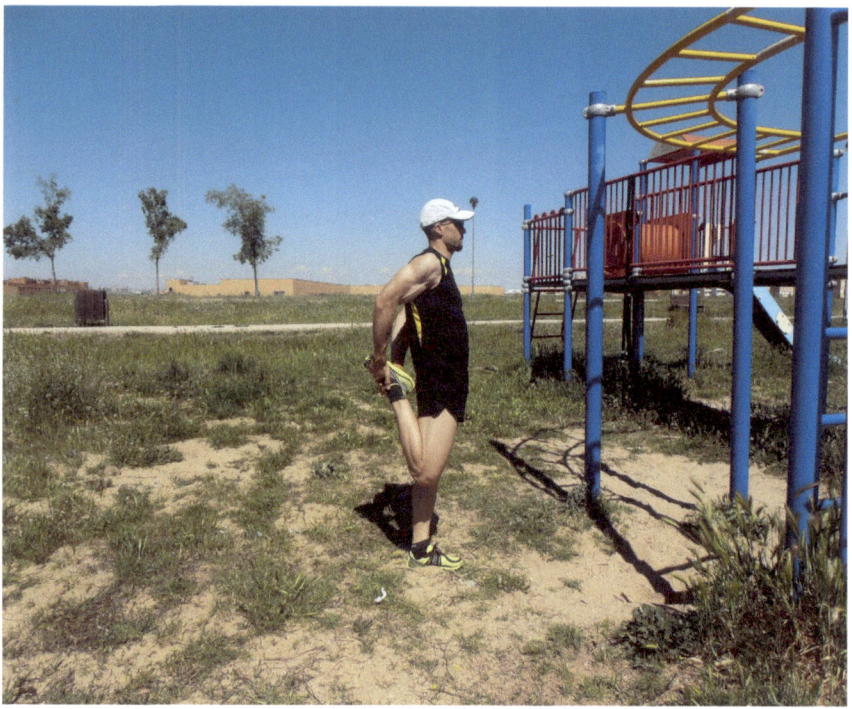

Tira bien del pie para que la rodilla esté en línea con la cadera y el hombro y así el cuádriceps se estire bien.

Isquiotibiales.

Los isquiotibiales son los músculos que recorren la parte trasera del muslo, entre la rodilla y la cadera y son los responsables de la flexión de la rodilla y de la extensión del muslo sobre la cadera (movimiento hacia atrás del muslo estando de pie). Un acortamiento de los isquiotibiales puede darte muchos problemas.

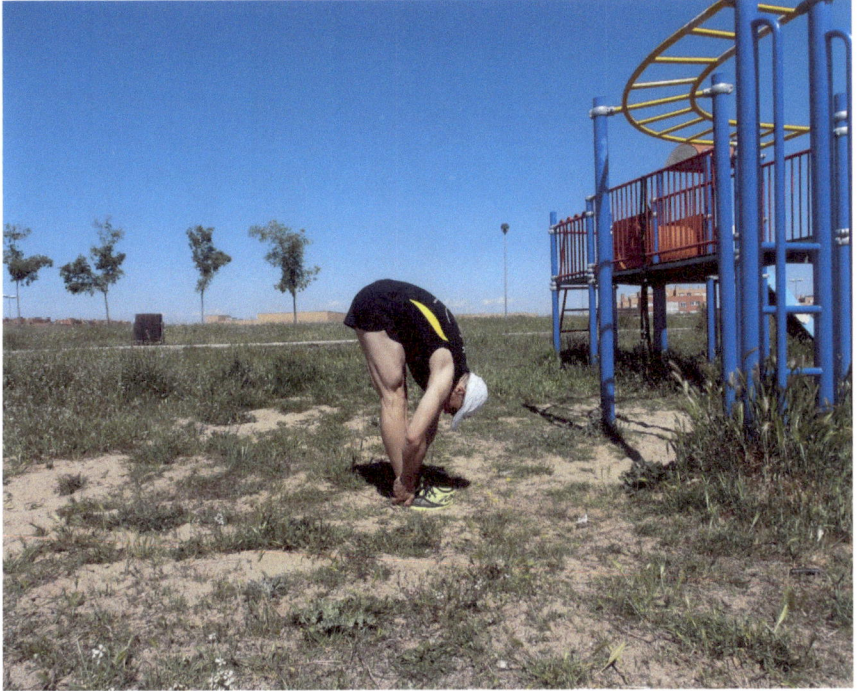

Hay muchas formas de estirarlos, una es la de la foto anterior, con las piernas totalmente estiradas y bajando el torso tanto como puedas. Si doblas las rodillas pierde efectividad, así que no te obceques en bajar a costa de eso. Baja menos pero mantén las rodillas estiradas.

Yo suelo hacer dos estiramientos de isquiotibiales, a continuación puedes ver la foto del siguiente.

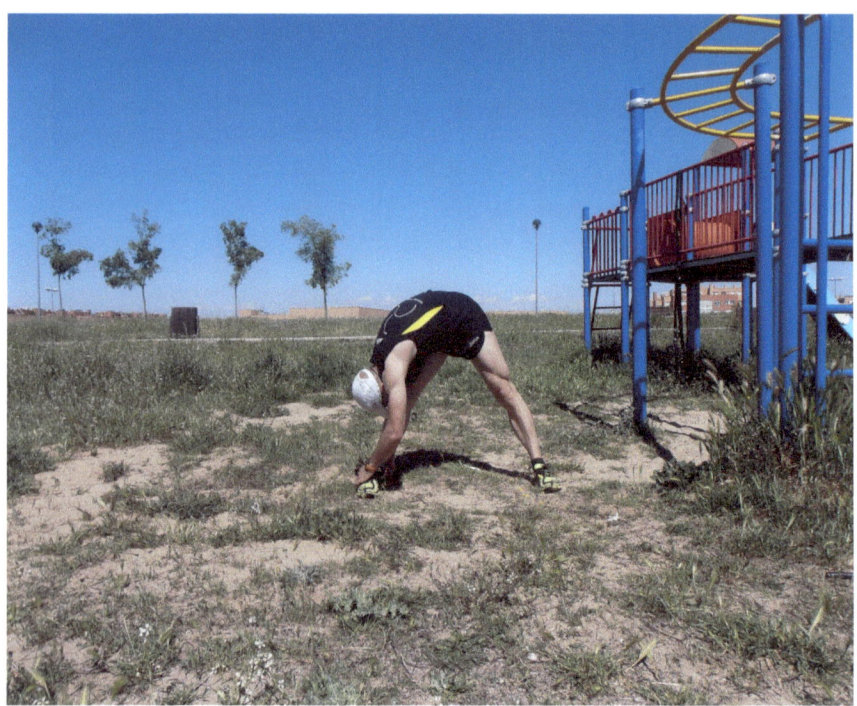

En este caso, piernas totalmente estiradas también, pero abiertas. Baja a un lado tanto como puedas, mantén esos más de 20'' y luego cambia al otro lado.

Estos mismos ejercicios puedes hacerlos en suelo, si te resulta más cómodo.

Aductores.

Los aductores son unos de los músculos estabilizadores y corren por la parte interna de los muslos, desde la pelvis hasta la rodilla.

El estiramiento clásico es este:

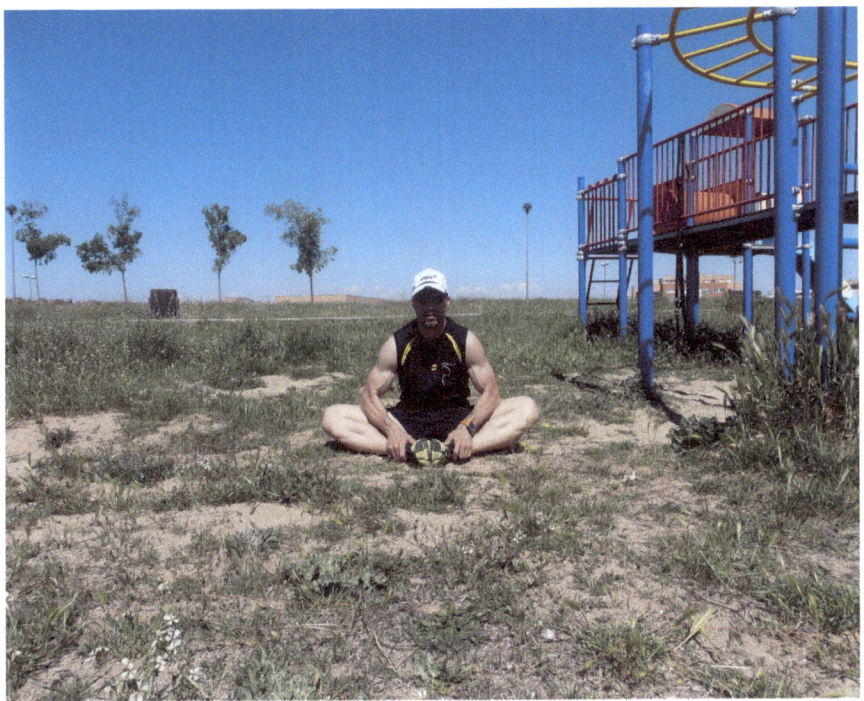

Talones juntos, manos en los tobillos y empujamos las piernas con los codos para abrirlas.

Está bien, pero yo suelo hacer otro que me resulta más efectivo y en el que no sólo estiras aductores, sino también la cadera. En la siguiente página puedes verlo.

Fíjate bien en la postura.

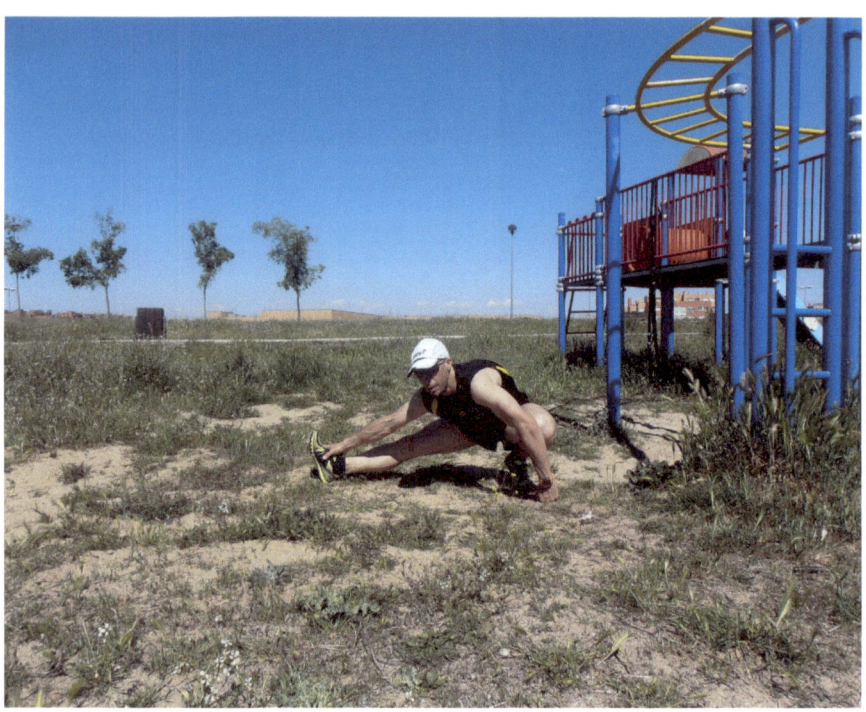

Yo suelo empezar bajando a la rodilla que está flexionada, luego cambio al centro (foto) para terminar bajando hacia la rodilla estirada.

Cintilla iliotibial o fascia lata.

Un músculo pequeño, a la altura de la cadera por el exterior, y un tendón largo que se inserta en la cabeza del peroné, seguro que te suena, es responsable de muchas lesiones en corredores que no respetan la progresión y la adaptación necesaria a este deporte.

Puedes estirarla así:

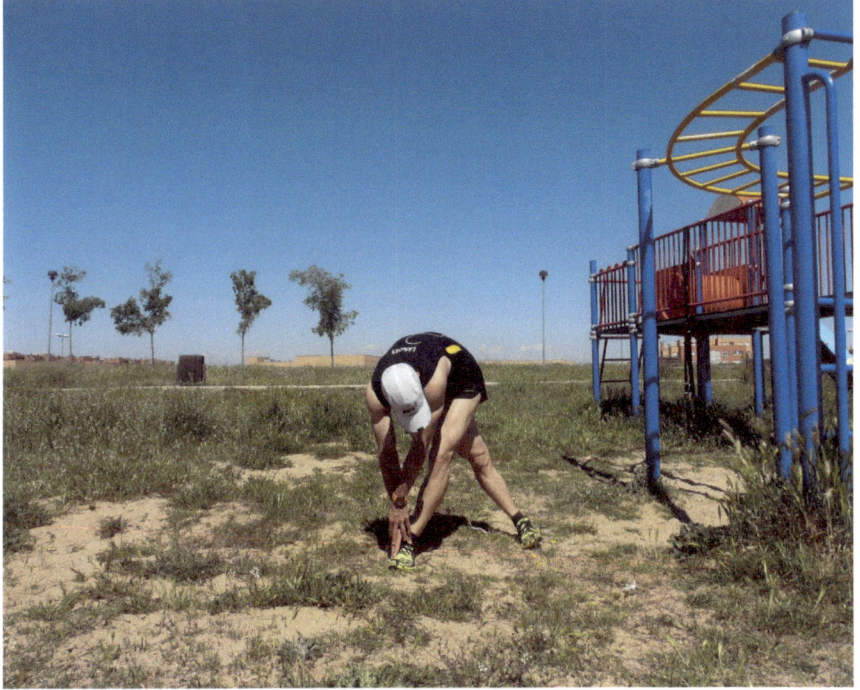

La cintilla que se estira es la de la pierna atrasada.

Psoas.

¡El psoas! Qué escondido está y cuánta guerra puede dar. Este músculo
con un nombre tan raro se inserta en la columna vertebral en la zona
lumbar y corre escondido entre la musculatura abdominal, por la ingle,
hasta el fémur. ¿Que qué hace? Flexionar la cadera, es parte importante en
el movimiento de carrera, muy importante.

Se estira así:

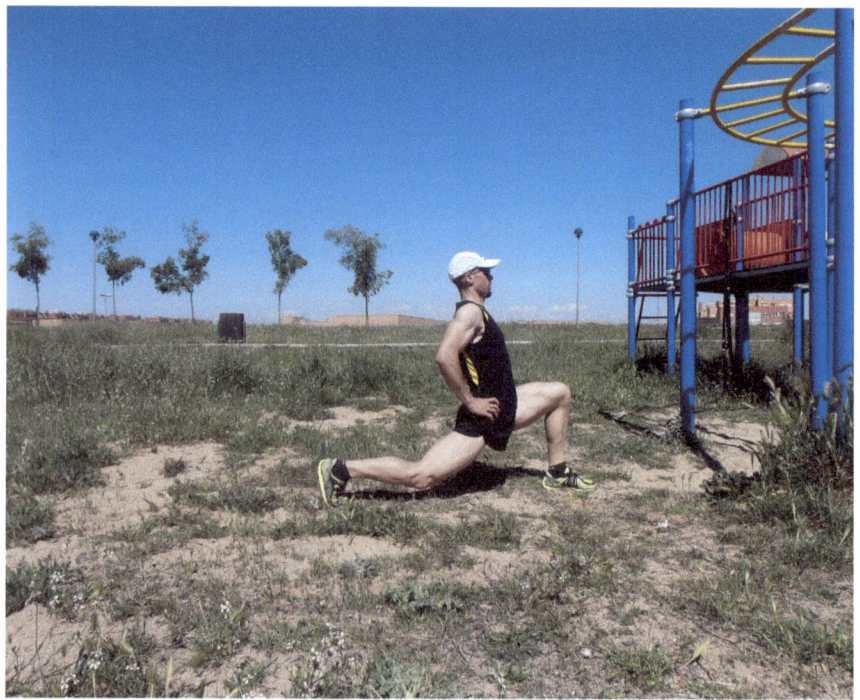

La pierna adelantada con la rodilla flexionada 90º, el torso recto. Si no
notas tensión en la ingle prueba a echar el torso más para atrás o a
levantar la mano del lado de la pierna atrasada.

Nota sobre el género usado en el libro.

Según la Real Academia Española :

En los sustantivos que designan seres animados existe la posibilidad del uso genérico del masculino para designar la clase, es decir, a todos los individuos de la especie, sin distinción de sexos.

El uso genérico del masculino se basa en su condición de término no marcado en la oposición masculino/femenino. Por ello, es incorrecto emplear el femenino para aludir conjuntamente a ambos sexos, con independencia del número de individuos de cada sexo que formen parte del conjunto.

Por tanto, a lo largo del libro me refiero siempre a los dos géneros cuando uso el másculino.